NOTE SUR UNE NOUVELLE CAUSE

D'HYGROMA PROFESSIONNEL

HYGROMA PRÉROTULIEN

DES COCHERS DE TRAMWAYS

PAR

Le Dr Ant. PONCET

Chirurgien-Major désigné de l'Hôtel-Dieu de Lyon,
Professeur agrégé à la Faculté.

LYON

ASSOCIATION TYPOGRAPHIQUE

GIRAUD, RUE DE LA BARRE, 12.

—

1881

NOTE SUR UNE NOUVELLE CAUSE

D'HYGROMA PROFESSIONNEL

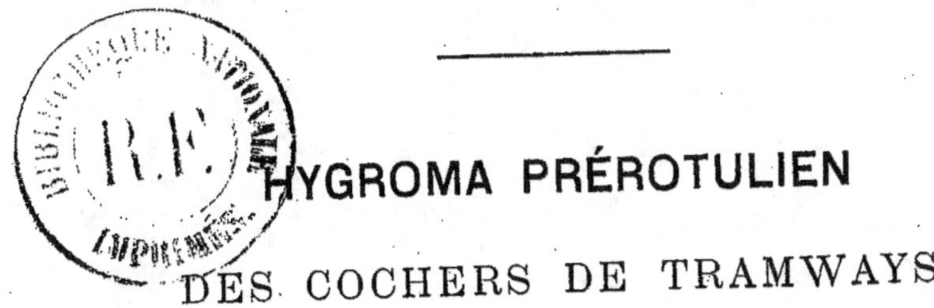

HYGROMA PRÉROTULIEN

DES COCHERS DE TRAMWAYS

PAR

Le Dr Ant. PONCET

Chirurgien-Major désigné de l'Hôtel-Dieu de Lyon,
Professeur agrégé à la Faculté.

LYON

ASSOCIATION TYPOGRAPHIQUE

GIRAUD, RUE DE LA BARRE, 12.

—

1881

NOTE SUR UNE NOUVELLE CAUSE

D'HYGROMA PROFESSIONNEL

HYGROMA PRÉROTULIEN

DES COCHERS DE TRAMWAYS

Les inflammations des bourses séreuses reconnaissent le plus habituellement pour causes des violences extérieures, des frottements, des pressions répétées. Beaucoup de professions pénibles exposent à de tels accidents; il suffit, du reste, pour s'en faire une idée, d'ouvrir le premier ouvrage venu de pathologie externe; les mêmes causes qui président au développement des cavités séreuses anormales dans une région quelconque peuvent y faire naître des lésions inflammatoires susceptibles de revêtir une marche aiguë ou chronique.

Depuis quelque temps notre attention a été appelée sur les dangers d'une profession nouvelle qui jusqu'à ce jour, à Lyon tout au moins, n'avait pu être incriminée de certains méfaits pathologiques.

La création de tramways dans notre ville rend de très-grands services sur lesquels nous n'avons pas à insister. Mais là, comme ailleurs, la médaille a ses revers. Ces lourds véhicules au bruit sourd, lointain, ont déjà fait un certain nombre de victimes parmi les piétons, les promeneurs (1), et se trouvent menacés, un jour ou l'autre, de manquer de bras, et si l'on veut être plus exact, de *jambes humaines* pour les conduire.

Les cochers de tramways sont, en effet, fatalement condamnés avec le temps à des loisirs hospitaliers peu compatibles avec le fonctionnement régulier d'un tel système de locomotion.

La Compagnie des tramways lyonnais compte aujourd'hui dix lignes en cours d'exploitation, constituant un réseau de 67 kilomètres; 80 voitures sont affectées à ce service. Son

(1) Dans les registres de l'Hôtel-Dieu, à la date d'aujourd'hui 26 août, nous trouvons six blessés par tramway. Dans deux cas, les suites ont été bénignes, il s'agissait de contusions simples, quatre fois le traumatisme a été des plus graves, et, fait assez singulier, dans les quatre observations c'est le membre inférieur gauche qui a été écrasé, broyé par les roues du tramway. Trois blessés ont succombé, l'un d'eux quelques heures après une sorte de section sous-cutanée de la cuisse gauche à sa partie supérieure ; la peau faisait sac sur les tissus sous-jacents qui formaient une sorte de magma musculo-sanguin traversé par les fragments du fémur fracturé. Le dernier homme qui eut le pied gauche complètement écrasé a été amputé par nous au lieu d'élection le 31 juillet, il est aujourd'hui guéri. Quant aux deux autres qui avaient subi également l'amputation de la jambe, ils ont été emportés par des gangrènes diffuses, d'après ce que nous apprennent les registres de l'Hôpital.

La plupart de ces accidents ont eu lieu sur des lignes presque excentriques, où la circulation est peu active, là où il eût été facile de se garer, mais là également où, en raison de leur rareté relative, on se soucie peu des voitures.

A Lyon, du reste, certainement par défaut d'habitude, on paraît ignorer l'art de circuler au milieu des voitures en marche, les gens semblent convaincus qu'il appartient exclusivement aux cochers d'éviter les accidents.

personnel, en tant que cochers, conducteurs, palefreniers, s'élève à deux cents hommes, tous dans la force de l'âge, ayant la plupart de 25 à 40 ans. Beaucoup sont jeunes, et l'on comprend que l'on ait recherché les meilleures conditions de résistance, si l'on tient compte de ce fait que la journée de travail est de dix-huit heures. Le service régulier commence à six heures du matin pour se terminer sur les minuit.

Parmi ces deux cents hommes quatre-vingts sont cochers en pied, c'est-à-dire que journellement ils conduisent leur voiture ; une fois par quinzaine, ils peuvent prendre un jour de repos et sont alors remplacés par des suppléants ou surnuméraires. Quant aux conducteurs chargés de la perception et du contrôle des billets, ils ont souvent double attribution, ils remplissent alternativement les fonctions de cochers et de conducteurs.

Roulant sur des rails à pente parfois assez rapide, appelés à s'arrêter à chaque instant, les tramways, voitures d'un poids considérable (1), doivent être munis de freins très-puissants pour lutter efficacement, pour paralyser la vitesse acquise. A Lyon le système de freins employé dans les 80 voitures en circulation est le système Delettrez.

Sur la plate-forme, à côté des chevaux, là où les voyageurs paient 0 fr. 10 c. leur place, près de l'escalier conduisant sur l'impériale se trouve une tige métallique très-solide, coudée à angle droit à sa partie supérieure, qui supporte une

---

(1) Un tramway vide pèse au-delà de 3,000 kil. Lorsqu'il est au complet, les 50 voyageurs qu'il contient doublent son poids, si l'on considère 70 kil. comme étant le poids moyen de chaque voyageur. Le poids d'un tramway plein varie donc entre 7 et 8,000 kilogr.

poignée sur laquelle s'applique la main droite du cocher serrant les freins par un mouvement circulaire. Au bas de la tige existe une roue dentée sur laquelle tombe un cran d'arrêt que le cocher fait mouvoir avec l'extrémité du pied droit. Lorsque ce dernier serre les freins, il est assis ou debout. Pendant les premières heures de la journée, il est ordinairement debout ; mais las, fatigué par le déploiement répété d'une grande force musculaire, par l'attention soutenue qu'il doit apporter pour conduire ses chevaux, éviter tout accident, il s'assied sur un siège relativement mobile.

En avant, en arrière, sur chaque plate-forme, on voit dans le plancher une ouverture circulaire de 3 à 4 cent. de diamètre destinée à recevoir à volonté une tige métallique rigide supportant une sorte de sellette. Ce siège peut ainsi être enlevé à volonté, ce qui doit être, si l'on songe qu'à chaque voyage complet d'un tramway, l'avant devient l'arrière sur lequel se tiennent également les voyageurs.

Le siége ainsi fixé est, d'après nos mensurations, distant de 0 m. 30 c. à 0 m. 32 c. de l'épaisse plaque de tôle continue qui limite la plate-forme. Cette plaque sert de garde-fou, de support, de point d'appui aux cochers, mais elle a malheureusement aussi une autre destination. Lorsque le cocher veut faire tomber les freins, quelle que soit sa position, qu'il soit debout ou assis, il est dans l'obligation d'appuyer fortement les genoux contre cette toile métallique qui donne à la partie antérieure du tramway l'apparence d'un char antique. Tenant avec la main gauche les rênes qu'il ne saurait lâcher, il s'arc-boute avec les genoux pour serrer les freins. Presque toujours c'est le genou gauche seul qui heurte et presse violemment contre cette paroi résistante. Que l'on veuille bien se figurer la position du cocher, on verra qu'il n'en peut être autrement. Obligé de déployer une force considérable, ainsi que nous avons pu nous en convaincre nous-même, il cherche à prendre un point d'appui et à élargir sa base de sustentation ; le pied droit, d'autre part, doit pouvoir être remué facilement, puisque c'est avec la pointe que le cocher pousse le cran d'arrêt.

Ces manœuvres sont très-souvent renouvelées ; sur certaines lignes, suivant leur expression, le métier est plus pénible, il faut arrêter à chaque instant. Sur les lignes passant par les grandes rues de notre ville, là où la circulation est active, il faut parfois serrer les freins quatre-vingts, cent fois dans une heure. Sur la ligne de Perrache aux Brotteaux, le service est, par exemple, plus pénible que sur la ligne de Bellecour à Montchat. Si l'on considère que de telles manœuvres sont répétées en moyenne au moins quarante fois par heure, ce qui n'a rien d'exagéré ; on doit serrer les freins pour permettre à nombre de voyageurs de monter, de descendre, pour ne pas écraser les gens, pour lutter contre les pentes, pour changer de voie, etc. ; on trouve que dans une journée de dix-huit heures de travail, le genou gauche est pressé avec force contre un corps solide de sept à huit cents fois, et cela pendant un certain temps. Les deux conditions par excellence de l'inflammation des bourses séreuses sont donc réunies : chocs très-répétés et pression soutenue.

Nous avons eu récemment dans nos salles deux cochers de tramways, chez lesquels cette étiologie était des plus nettes ; l'un d'eux a été opéré par mon collègue M. Mollière ; l'hygroma prérotulien avait, au dire du malade, le volume d'une orange. Le deuxième cocher, que nous avons opéré le 1ᵉʳ août, appela par ses réponses notre attention sur cette cause nouvelle d'hygroma. Ses renseignements ne laissèrent aucun doute dans notre esprit. Nous avons alors recherché si d'autres conducteurs présentaient le même accident. De l'enquête incomplète à laquelle nous nous sommes livré, il semble que l'affection soit commune; mais nous ne pouvons donner des chiffres, établir une proportion. Le nombre des cochers examinés a été trop peu considérable, et cela pour une bonne raison : occupés d'un matin jusqu'à l'autre, ils n'ont pas un moment de loisir, et l'on est ainsi dans l'impossibilité de les réunir pour les soumettre à un examen. Sur dix cochers pris au hasard, huit nous ont avoué une douleur dans le genou gauche (contusion de la rotule) produite par le frottement répété ; sur ces huit, deux présentaient un hygroma prérotulien volumineux. Chez ceux qui n'avaient pas de tumeur, la peau était rouge, épaisse, la pression douloureuse à ce niveau faisait parfois naître une légère crépitation. Que l'on jette un coup d'œil sur le pantalon des cochers, on jugera par le changement de teinte, par l'usure de l'étoffe, au niveau du genou, de ce qui doit se passer du côté des parties molles prérotuliennes.

La douleur existe parfois longtemps avant l'apparition de la tumeur ; elle est, nous l'avons dit, l'accident le plus commun ; il est, en effet, très-peu de cochers qui ne souffrent pendant et surtout à la fin de leur journée de travail, que quelques-uns font encore, quoique porteurs d'un hygroma volumineux.

La marche de l'affection, dans la plupart des cas, est subaiguë : au début première poussée inflammatoire assez intense, douleurs, rougeur de la peau, épanchement concomitant; le patient peut encore continuer ses occupations, ainsi que nous le voyons dans quelques-unes de nos observations; mais il est toujours sous le coup d'accidents plus graves, et l'on connaît la fréquence des abcès phlegmoneux ayant pour point de départ l'inflammation d'une bourse séreuse. Quelques-uns échangent leurs fonctions de cocher contre celles de conducteur, d'autres essaient d'appuyer seulement avec le genou droit, qui à son tour devient bientôt douloureux.

En raison du mécanisme de l'hygroma, le contenu est séro-sanguinolent (observ. I et II), la poche peu épaisse. Chez notre malade, il existait une certaine quantité de grains riziformes. L'examen histologique de ces corps étrangers n'a pas été fait; mais si l'on tient compte de la nature du liquide, du développement rapide de la tumeur, on aura quelque tendance à admettre avec Velpeau qu'il s'agissait là de petites masses fibrineuses formées en grande partie aux dépens du sang épanché.

Obs. I. — *Hygroma prérotulien du genou gauche.*

Lagarde (André), 35 ans, est entré à l'Hôtel-Dieu, salle Saint-Louis, 14 bis, le 1er août 1881, est sorti guéri le 12 du même mois.

Sujet fort, vigoureux, aucun antécédent pathologique. Depuis quatre mois et demi, cocher et conducteur aux tramways sur la ligne des Brotteaux à Perrache ; serre les freins fréquemment, cent fois par heure, dit-il, au milieu de la ville.

Cinq à six jours avant son entrée à l'hôpital, douleur au niveau de la rotule gauche ; en même temps, gonflement, tuméfaction. Articulation raide, claudication.

Actuellement, hygroma prérotulien du volume d'une mandarine, peau rouge, peu épaisse, pas d'œdème, pas de gonflement périphérique. Rien du côté de l'articulation.

Pression légèrement douloureuse, bruit de frottement vers l'angle inférieur de la rotule.

A la visite, toutes les précautions antiseptiques étant prises, nous faisons sous le nuage phéniqué, à la partie interne de la rotule, une incision de 0,15 ; il s'écoule un demi-verre environ d'un liquide séreux, couleur café dilué ; la pression sur la poche amène au dehors 15 à 20 petits grains riziformes. La poche est généreusement lavée avec la solution forte phéniquée. Un drain est placé dans la cavité et un pansement antiseptique méthodiquement appliqué.

Jusqu'au troisième jour, inclusivement, le pansement fut renouvelé toutes les 24 heures.

Les suites furent d'une simplicité extrême, il n'y eut pas une goutte de pus ; le malade quittait l'hôpital onze jours après son entrée.

Il s'est présenté à nous les 23 et 27 août : la guérison était définitive, le malade avait pu reprendre ses occupations.

Obs. II. — *Hygroma prérotulien du genou gauche.*

Thiron (Joseph), 33 ans, cocher à la compagnie des tramways (Perrache aux Brotteaux), est entré à l'Hôtel-Dieu le 18 juillet pour un hygroma (genou gauche) du volume d'une grosse orange, a été opéré le 16 juillet par M. Mollière qui pratiqua le drainage avec les crins. Sorti le 10 août.

Cet homme avait commencé son service de cocher le 1er mars. Quatre à cinq jours après, douleur rotulienne, puis, au bout de quelque temps, gonflement, tumeur dont le volume est allé en augmentant.

Lorsqu'il est entré à l'hôpital, pas de claudication, mais impossibilité de continuer son service.

Obs. III. — *Hygroma prérotulien du genou gauche.*

Duclaux (Émile), 39 ans, cocher aux tramways (ligne de Bellecour au pont d'Écully) depuis trois mois, auparavant cultivateur.

Début des accidents trois à quatre jours après la prise du service. Douleur et gonflement à peu près simultanés.

Actuellement, hygroma largement étalé, du volume d'une mandarine, peau rouge et peu épaissie, fluctuation très-nette. A la pression vers l'angle inférieur de la rotule, bruit de chaînons, frottements. On sent en déprimant la tumeur de petits corps mobiles.

Le malade se plaint de douleur, surtout le soir à la fin de la journée de travail ; il boite en rentrant chez lui ; le matin, la tumeur, dit-il, a diminué un peu de volume, la marche est plus facile.

Ce cocher continue de conduire les tramways. Il essaie de s'appuyer surtout avec le genou droit.

Obs. IV. — *Hygroma prérotulien du genou gauche.*

Versay (Louis), 26 ans, cocher et conducteur aux tramways depuis quatre mois et demi (Perrache-Brotteaux), s'est aperçu il y a deux mois d'une petite tumeur sur le genou gauche, en même temps douleur à la pression.

Début des accidents il y a deux mois. Actuellement, tumeur du volume d'une noix aplatie, située principalement au niveau de l'angle inférieur de la rotule. Peau rouge. Douleur à la pression. Le condyle interne en avant est également douloureux. Pas de gonflement à ce niveau.

Ne pouvant continuer son service, ce cocher a demandé à être conducteur.

OBS. V. — *Hygroma prérotulien du genou gauche.*

Peyrot, cocher aux tramways (Bellecour à Écully). Tumeur du volume d'une noix. Est allé passer quelque temps dans son pays.

Avec le système actuel des tramways lyonnais, les cochers sont fatalement condamnés à l'hygroma prérotulien. Cet hygroma professionnel se montre à peu près exclusivement au genou gauche.

En raison de son mécanisme de choix, chocs violents répétés, pressions continues, il est constitué principalement par un épanchement séro-hématique abondant, la poche n'offrant qu'une faible épaisseur. Les procédés opératoires habituellement préconisés nous paraissent dès lors devoir être laissés de côté.

Nous recommandons la ligne de conduite que nous avons suivie : toute la région ayant été à maintes reprises vigoureusement lavée avec la solution forte phéniquée 50 p. 1,000, nous faisons, sous le nuage phéniqué à la partie interne ou externe de la tumeur, immédiatement au-dessus de la rotule, une incision de 0,015 millimètres ; la poche étant complètement vidée, nous appliquons dans l'ouverture pratiquée le bec d'un irrigateur et lavons la poche dans sa totalité avec la même solution forte. Un drain en caoutchouc, du volume d'une plume d'oie, va au fond de la poche, afin d'assurer l'écoulement des liquides, abondants dans les trente-six premières heures. Puis on applique dans toute sa rigueur un pansement antiseptique.

Vers le quatrième jour, le drain que l'on a déjà diminué peut être enlevé, les pansements seront toujours faits de la même manière jusqu'à cicatrisation complète ; mais ils seront de plus en plus compressifs, le membre étant toujours immobilisé, soit dans une attelle plâtrée, soit dans une gouttière. Si les pansements sont bien faits, il ne doit à aucun moment y avoir de suppuration, et la guérison est complète du sixième au huitième jour.

Le moyen vraiment pratique de s'opposer au développement de nouveaux hygromas chez les cochers de tramways est, bien entendu, de supprimer la cause, autant que faire se peut.

Il faudrait que la Compagnie changeât son système de frein et adoptât des freins à pression, à bascule, ainsi du reste qu'ils existent à Paris et ailleurs.

Mais cette modification légèrement radicale nous paraît avoir peu de chances d'être de si tôt acceptée, si l'on considère ce qui a été fait en matière de *chasse-corps* ; depuis des mois, le maire de Lyon, notre maître et ami M. Gailleton, réclame en vain des garde-roues qui préservent ses administrés, comme ceux qui existent à Lille (1), et cependant il ne s'agit

(1) Dans cette ville, il n'y a pas eu d'écrasement de personnes par roues de tramways. On a du reste constaté expérimentalement l'efficacité des chasse-corps employés, en jetant au devant des roues des mannequins, des animaux, qui ont été traînés, contusionnés, mais non broyés. Distinction bonne à maintenir, quand on a vu comme nous ce que produit sur un membre le passage d'un tramway dont le poids moyen est de 7 à 8,000 kilogr. Chez le dernier blessé que nous avons amputé au lieu d'élection pour une fracture des deux os de la jambe au tiers inférieur, le

point là de remplacer une chose par une autre, de substituer
à un système un autre système, il suffit de faire un léger
addendum, grâce auquel de paisibles promeneurs ne seront
plus écrasés.

Éloigner le siége de la plaque métallique qui limite la
plate-forme serait chose insuffisante. Ne jouissant pas dans
cette position de tous ses moyens, le cocher resterait la plus
grande partie du temps debout, ou se lèverait pour serrer
les freins. Il ne faut pas oublier d'autre part que les gens
du peuple, les manouvriers sont habituellement bien peu
soucieux de leur santé, que des recommandations à cet égard
n'ont pas grande chance d'être prises en considération ;
aussi nous semble-t-il indispensable pour l'heure présente
d'apporter une modification qui, par sa simplicité, doit
être acceptée. Une bande capitonnée comme les coussins or-
dinaires sur lesquels s'assoient les voyageurs dans l'intérieur
des tramways, remplirait l'indication, ainsi que nous le
faisait observer M. le professeur Lacassagne, à qui nous
montrions un de nos opérés d'hygroma. Ce coussin de
0 m. 50 c. de longueur sur 0 m. 30 c. de largeur serait fixé
sur une bande de toile ou de cuir, maintenue par des cro-
chets sur le bord de la plaque.

On aurait ainsi un plastron portatif qui pourrait à volonté
être porté à l'avant ou à l'arrière, la voiture ne tournant pas,
les chevaux seuls étant déplacés. Un tramway n'aurait donc
besoin que d'un seul coussinet ; *à priori,* la dépense serait
insignifiante et nous ne voyons aucune raison sérieuse pour

tibia à lui seul, en dehors des fragments volumineux, fournissait vingt-
une esquilles (pièce préparée par M. Marengos, interne des hôpitaux).
L'extrémité inférieure de l'os semblait avoir été broyée sous un pressoir.

refuser ce perfectionnement, qui n'est pas du superflu, mais du nécessaire. La mobilité du plastron, en dehors du crin par exemple qu'il contiendra, augmentera encore sa souplesse et son élasticité ; les chocs, les pressions seront dès lors considérablement adoucis, et par cela même l'hygroma professionnel des cochers de tramways à peu près supprimé (1).

(1) Un des cochers que nous avons examiné a, dès les premiers jours, eu la précaution de placer une grosse couverture entre ses genoux et la plaque métallique.